BEI GRIN MACHT SICH IHR
WISSEN BEZAHLT

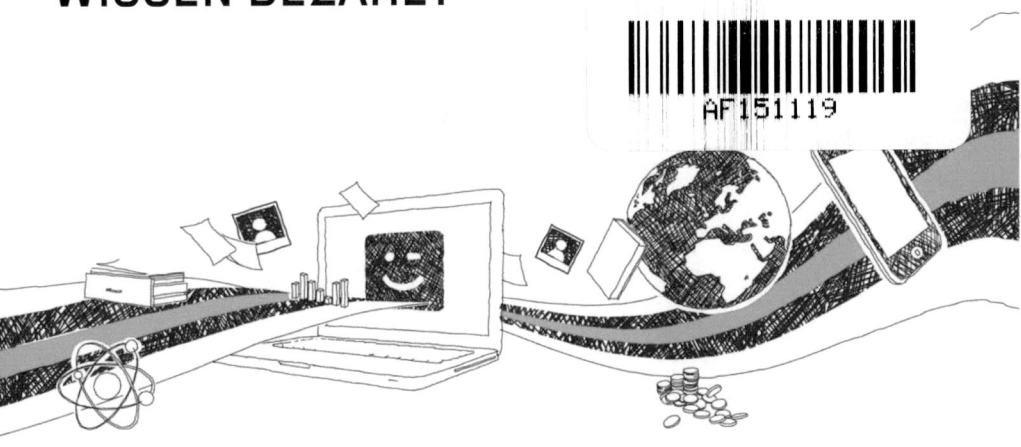
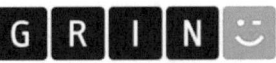

Christine Bönig

Managed Care in der Schweiz

GRIN Verlag

Bibliografische Information der Deutschen Nationalbibliothek:

Die Deutsche Bibliothek verzeichnet diese Publikation in der Deutschen National-
bibliografie; detaillierte bibliografische Daten sind im Internet über http://dnb.d-
nb.de/ abrufbar.

Impressum:

Copyright © 2006 GRIN Verlag GmbH
Druck und Bindung: Books on Demand GmbH, Norderstedt Germany
ISBN: 978-3-640-14144-9

Dieses Buch bei GRIN:

http://www.grin.com/de/e-book/113670/managed-care-in-der-schweiz

GRIN - Your knowledge has value

Der GRIN Verlag publiziert seit 1998 wissenschaftliche Arbeiten von Studenten, Hochschullehrern und anderen Akademikern als eBook und gedrucktes Buch. Die Verlagswebsite www.grin.com ist die ideale Plattform zur Veröffentlichung von Hausarbeiten, Abschlussarbeiten, wissenschaftlichen Aufsätzen, Dissertationen und Fachbüchern.

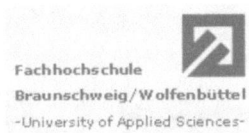

Fachhochschule
Braunschweig/Wolfenbüttel
-University of Applied Sciences-

Standort Wolfsburg

Fachbereich Gesundheitswesen

Managed Care in der Schweiz

Referat

Bönig, Christine

Wunstorf, 07.05.2006

Inhaltsverzeichnis

1   Gründe und Definition von Managed Care 3

2   Das schweizerische Gesundheitssystem 4

    2.1   Vorbemerkung 4

    2.2   Die obligatorische Grundversicherung 5

    2.3   Freiwillige Zusatzversicherungen 5

    2.4   Ausgangslage für die Einführung von Managed Care 6

3   Einführung von Managed Care 6

    3.1   Rechtliche Rahmenbedingungen 6

    3.2   Einführung von Health Maintenance Organisations (HMOs)
        und Hausarztmodellen 7

        3.2.1   HMOs 7

           3.2.1.1   Funktion der HMOs 8

           3.2.1.2   Größe und Versichertenstruktur 9

           3.2.1.3   Kosten, Qualität und Patientenzufriedenheit 9

        3.2.2   Hausarztmodelle 10

           3.2.2.1   Funktion der Hausarztmodelle 10

           3.2.2.2   Größe und Versichertenstruktur 11

           3.2.2.3   Kosten, Qualität und Patientenzufriedenheit 11

4   Fazit 12

5   Literaturverzeichnis 14

1 Gründe und Definition von Managed Care

Die Schweiz hat im Gesundheitswesen mit ähnlichen Problemen zu kämpfen wie die Bundesrepublik Deutschland. Schon seit Mitte der 60er Jahre ist auch dort das Schlagwort der „Kostenexplosion" ein politischer Dauerbrenner.

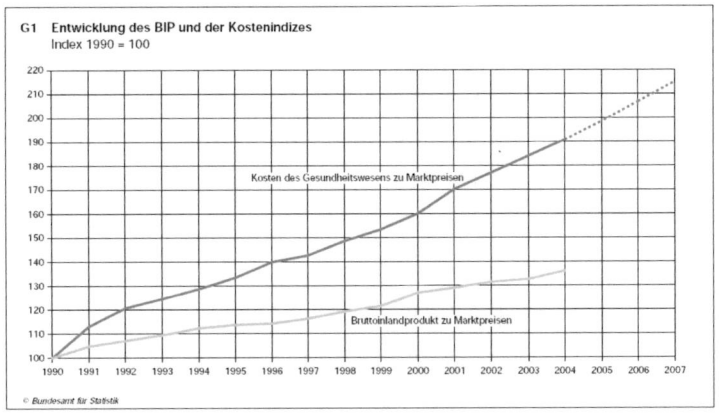

Abb. 1 Quelle: Bundesamt für Statistik (Internet), 2004

Im internationalen Vergleich der Gesundheitsausgaben nimmt die Schweiz mit einer Gesundheitsquote[1] von 11,5% (Stand 2003) den zweiten Platz nach den USA mit 15% und vor Deutschland mit 11,1% ein; gleiches gilt für den Vergleich der Pro-Kopf-Gesundheitsausgaben mit 3.781$ (USA 5.635$, Deutschland 2.996$).[2]

In den Managed-Care-Modellen, die aus den USA bereits bekannt waren, sah man Anfang der 80er Jahre eine Möglichkeit der Kostensenkung bei gleichzeitiger Qualitätserhaltung bzw. – verbesserung. Es folgte die Entwicklung entsprechender Konzepte, die seit Ende der 80er umgesetzt werden[3]

---

[1] Anteile der Gesundheitskosten am Bruttoinlandsprodukt
[2] Vgl. OECD Health Data 2005, 10.2005.
[3] Vgl. Steininger-Niederleitner, M., Sohn, S., Schöffski, O., Managed Care in der Schweiz und Übertragungsmöglichkeiten nach Deutschland, Burgdorf, 2003, S. 62-63.

3

Eine einheitliche Definition für „Managed Care" (bedeutet sinngemäß soviel wie geführte Versorgung) in der Literatur gibt es nicht, vielmehr werden sehr unterschiedliche Organisations- und Finanzierungsmodelle unter diesem Begriff zusammengefasst. Gemeinsames Ziel dieser Modelle ist es, durch eine strikte Kontrolle des Leistungsgeschehens die Kosten zu senken, die Effizienz zu erhöhen und die Qualität zu verbessern. Strategien sind unter anderem:

> Finanzierung und Leistungserbringung aus einer Hand
> Beschränktes Leistungsangebot
> Koordinierung des Behandlungsablaufs, effizienzfördernde Strukturierung
> Kontrolle von Umfang und Qualität der Leistungserbringung
> Ökonomische Anreize, Verlagerung des Versicherungsrisikos auf Leistungserbringer[4]

2 Das schweizerische Gesundheitssystem

2.1 Vorbemerkung

Die soziale Krankenversicherung in der Schweiz beinhaltet eine obligatorische Grundversicherung und freiwillige Zusatzversicherungen, durchgeführt von traditionellen Krankenversicherungsträgern (Krankenkassen) oder privaten Versicherungsgesellschaften. Beide erhalten nicht den Status einer öffentlich-rechtlichen Institution, sind jedoch verpflichtet bestimmte Regeln des öffentlichen Rechts anzuwenden.[5]

---

[4] Vgl. Seitz, R., König, H.-H., Stillfried, D. Graf von, Grundlagen von Managed Care in Arnold, M., Lauterbach, K.W., Preuß, K-J. (Hrsg.), Managed Care: Ursachen, Prinzipien, Formen und Effekte, Stuttgart/New York, 1997, S. 5.
[5] Vgl. Steininger-Niederleitner, M., Sohn, S., Schöffski, O., Managed Care in der Schweiz und Übertragungsmöglichkeiten nach Deutschland, Burgdorf, 2003, S. 49ff.

2.2 Die obligatorische Grundversicherung

Die Grundversicherung beinhaltet ambulante, stationäre und teilstationäre Leistungen, sowie Spitalaufenthalte, Rehabilitationsmaßnahmen, ärztlich ver- ordnete Arzneien, Mutterschaftsleistungen, medizinische Vorsorge oder Badekuren.[6] Die Finanzierung erfolgt größtenteils über Beiträge, die pro Kopf, unabhängig vom jeweiligen Einkommen, gezahlt werden. Die Kopfprämien müssen innerhalb der Versicherung und des Kantons für alle Personen die gleiche Höhe aufweisen. Ausnahmen (d. h. verbilligte Prämien) werden lediglich bei Kindern und Jugendlichen zugelassen.

Weitere Einnahmen der Versicherer sind die staatlichen Subventionen um sozial tragbare Prämien zu erreichen - insbesondere für wirtschaftlich schwächere Einkommen - und die Eigenbeteiligung der Mitglieder, wie die gesetzlich festgelegte Mindestfranchise, ab der Versicherungsleistungen überhaupt erst einsetzen. Versicherte können auf freiwilliger Basis eine höhere Franchise wählen und im Gegenzug dafür einen Prämienrabatt erhalten.

Für die Versicherer besteht Kontrahierungszwang (alle Antragsteller müssen aufgenommen werden) und das Verbot von Gewinnerwirtschaftung.[7]

2.3 Freiwillige Zusatzversicherungen

Die freiwillige Zusatzversicherung dient der Absicherung von Risiken, die durch die Grundversicherung nicht abgedeckt sind, wie z. B. Einkommensersatzleistungen im Krankheitsfall oder Zahnersatzleistungen.

---

[6]Vgl. Steininger-Niederleitner, M., Sohn, S., Schöffski, O., Managed Care in der Schweiz und Übertragungsmöglichkeiten nach Deutschland, Burgdorf, 2003, S. 49.
[7] Ebd., S. 49 ff.

Hier besteht weder der Kontrahierungszwang noch das Gewinnerwirtschaftungsverbot, ferner können alters-, geschlechts- und risikoabhängige Prämien erhoben werden.[8]

2.4 Ausgangslage für die Einführung von Managed Care

Über die Jahre hat der Bund seine Subventionen an die Krankenkassen eingefroren, während die Kopfprämien stetig stiegen. Dies führte dazu, dass die Erwerbstätigen einen überproportional wachsenden Anteil Ihres Erwerbseinkommens für Prämienzahlungen aufwenden mussten, was wirtschaftlich Schwächere am härtesten trifft. Dieser Bevölkerungsteil ist empfänglich für Neuerungen, die zur Senkung der Prämien beitragen, oder zumindest das Prämienwachstum verlangsamen.

Managed Care sollte also nicht nur dem wachsenden Kostendruck, sondern auch Entsolidarisierungstendenzen entgegenwirken.[9]

3 Einführung von Managed Care

3.1 Rechtliche Rahmenbedingungen

Mit Einführung des neuen Krankenversicherungsgesetzes (KVG) 1996 wurde die gesetzliche Grundlage für neue Versicherungsformen geschaffen. Es enthält folgende für Managed Care wesentliche Neuerungen:

> ➢ Erlaubnis der Einführung von Versicherungen mit beschränkter Wahl der Leistungserbringer

---

[8] Vgl. Steininger-Niederleitner, M., Sohn, S., Schöffski, O., Managed Care in der Schweiz und Übertragungsmöglichkeiten nach Deutschland, Burgdorf, 2003, S. 52 f.
[9] Vgl. Arnold, M., Lauterbach, K.-W., Preuß, K.-J., Managed Care: Ursachen, Prinzipien, Formen und Effekte, Stuttgart/New York, 1997, S. 222.

➢ Gleiche Prämien für Versicherte einer Kasse, Risikoausgleich unter den Kassen

➢ Durchführung regelmäßiger Kontrollen zur Qualitätssicherung

➢ Abkehr von der Einzielleistungsvergütung (z. B. Pauschalen, nach Zeitaufwand)[10]

3.2 Einführung von Health Maintenance Organisations (HMOs) und Hausarztmodellen

Schon Jahre vor Einführung des KVG 1996 wurden die amerikanischen Managed-Care-Entwicklungen diskutiert und auf den vermeintlichen Einsatz im schweizerischen Gesundheitswesen überprüft. So wurde bereits 1990 die erste HMO in Zürich gegründet und 1994 folgte das erste Hausarztnetz in Winterthur. Beide Systeme liefen zunächst als Modellversuche, da erst mit dem KVG die gesetzliche Möglichkeit geschaffen wurde, mit einzelnen Arztgruppen direkte Managed-Care-Verträge einzugehen.[11]

3.2.1 HMOs

HMOs sind Gruppenpraxen, die einen Vertrag mit einer oder mehreren Krankenversicherungen über die Behandlung der bei ihnen eingeschriebenen Versicherten abschließen.

Grundsätzlich existieren die verschiedenen HMO-Organisationsformen „Indipendent Practice Associations (IPA-Modell)", „Group Practice Model", „Staff Model" und „Network Model". Da die Übergänge zwischen den HMO-Formen fließend sind, gibt es zahlreiche

---

[10] Vgl. Arnold, M., Lauterbach, K.-W., Preuß, K.-J., Managed Care: Ursachen, Prinzipien, Formen und Effekte, Stuttgart/New York, 1997, S. 224.
[11] Vgl. Steininger-Niderleitner, M., Sohn, S., Schöffski, O., Managed Care in der Schweiz und Übertragungsmöglichkeiten nach Deutschland, Burgdorf, 2003, S. 62 ff.

Sonderformen, die keine eindeutige Zuordnung erlauben. Diese werden als „Hybrid-Model-HMOs" bezeichnet[12].

In der Schweiz werden die HMO-Formen Group Practice Model und Staff Modell praktiziert, so dass die nachfolgenden Ausführungen darauf beschränkt werden.[13]

3.2.1.1 Funktion der HMOs

Der wesentliche Unterschied der Modelle besteht darin, dass die HMO beim Group Pratice Model Verträge mit selbstständigen Praxisgemeinschaften bestehend aus Ärzten verschiedener Fachrichtungen schließt, während im Staff Model die Leistungserbringer als Angestellte der HMOs beschäftigt sind.[14]

In den weiteren Ausführungen sind die Funktionsweisen der HMOs identisch.

Die Versicherten verzichten bei Einschreibung auf die freie Arztwahl und verpflichten sich damit ihre medizinischen Erstkontakte auf die HMO zu beschränken (Ausnahmen sind Notfälle und Ortsabwesenheit). Bei abweichender Inanspruchnahme eines Arztes drohen dem hohe Kostenbeteiligungen oder sogar Leistungsausschluss. Als Gegenleistung für die Einschränkung der freien Arztwahl erhalten die Versicherten, abhängig vom Anbieter, eine Prämienreduktion von derzeit 20-25%.

Die Ärzte übernehmen die Funktion des so genannten Gatekeepers, wodurch unnötige Untersuchungen und Doppelbehandlungen durch gezielte Überweisungen vermieden werden sollen.

Die Finanzierung erfolgt über Kopfpauschalen (Capitation), die unabhängig von der tatsächlichen Leistungserbringung gezahlt werden. Damit sind sowohl die eigenen und externen Kosten der

---

[12]Vgl. Steininger-Niderleitner, M., Sohn, S., Schöffski, O., Managed Care in der Schweiz und Übertragungsmöglichkeiten nach Deutschland, Burgdorf, 2003, S.41 f.
[13] Vgl. Ebd., S. 68 f.
[14] Vgl. Ebd., S. 42.

Gesundheitsversorgung als auch die Verwaltungskosten (z. B. Miete, Löhne) der HMO abzudecken. Die Budgetverantwortung liegt bei der Praxis und damit bei den Ärzten. Bonusregelungen im Sinne von Erfolgsbeteiligung sind möglich.

Alle HMOs betreiben ein medizinisches Controlling in Form von regelmäßiger Kommunikation und dauerndem Wissensaustausch mit allen ärztlichen und nichtärztlichen Leistungserbringern. Die Stiftung EQUAM (Externe Qualitätskontrolle in Managed Care) kümmert sich um die Qualitätskontrolle und die Zertifizierung von HMOs.

Träger von HMOs sind meist Krankenversicherungen, es gibt seit 1999 aber auch zwei ärztliche HMOs und eine Stiftungs-HMO.[15]

3.2.1.2 Größe und Versichertenstruktur

1999 hatte die Schweiz einen Bestand von 28 HMOs mit rund 100.000 eingeschriebenen Versicherten (entspricht ca. 1,4% der Bevölkerung). Die Versichertenzahl pro HMO liegt zwischen 2.500 und 4.000 bei einer Anzahl von Arztstellen pro HMO zwischen 2 und 8. Meist kommen 800-1200 Versicherte auf einen Arzt.[16]

Im Vergleich zu den anderen Versicherungsformen ist die Mehrheit der HMO- Verscherten zwischen 26 und 30 Jahre alt und männlich.[17]

3.2.1.3 Kosten, Qualität und Patientenzufriedenheit

Nach einer Bereinigung der Daten um Risikofaktoren (z. B. Alter) liegen die Kosten der HMOs mit einer Kosteneinsparung von 30-35% deutlich unter denen der traditionell Versicherten.[18]

---

[15] Vgl. Bauer, R., Braun, U., Beiträge zur sozialen Sicherheit, Nr. 15, Bern, Bundesamt für Sozialversicherung, 2000, S. 47.
[16] Vgl. Ebd., S. 48.
[17] Vgl. Steininger-Niedernleitner, M., Sohn, S., Schöffski, O., Managed Care in der Schweiz und Übertragungsmöglichkeiten nach Deutschland, Burgdorf, 2003, S. 73.
[18] Vgl. Ebd., S. 74.

Die Qualität der HMOs wird überwiegend positiv bewertet. Insbesondere die Bereiche „fachliche Qualität, zwischenmenschliche Beziehungen, Kommunikation und Kostenbewusstsein wurden durchweg besser bewertet als bei den traditionellen Versicherern. Kundenbefragungen zufolge haben 90% der Versicherten die generelle Absicht bei der HMO zu bleiben, 78% auch dann, wenn der Kostenvorteil wegfällt.

Trotz der positiven Ergebnisse hält sich allerdings der Vorwurf der Risikoselektion an die HMOs, indem durch Unterversorgung Austritte insbesondere „schlechter Risiken" forciert werden.[19]

3.2.2 Hausarztmodelle

3.2.2.1 Funktion der Hausarztmodelle

Unter Hausarztmodell versteht man den Zusammenschluss (Hausarztnetz) niedergelassener Ärzte (Grundversorger), die mit den Versicherern einen Vertrag über die medizinische Versorgung eines bestimmten Versichertenkollektivs abschließen. Die Ärzte bleiben in eigener Praxis tätig und behandeln auch weiterhin herkömmlich versicherte.

Auch hier verzichten die Versicherten mit der Einschreibung bei einem Grundversorger auf die freie Arztwahl und erhalten als Gegenleistung eine Prämienreduktion von derzeit 10-15%. Konsultieren sie einen ohne Überweisung andere Ärzte, kommt es wie auch bei den HMOs zu nicht unerheblichen Kostenbeteiligungen.

Die Funktion des Arztes als Gatekeeper ist hier das zentralste Element. Die Finanzierung erfolgt – wie in der traditionellen Versicherung - fast ausschließlich über Einzelleistungsabrechnung. Es gibt nur vereinzelt Gruppen, die eine Budgetverantwortung tragen.

---

[19] Vgl. Steininger-Niedernleitner, M., Sohn, S., Schöffski, O., Managed Care in der Schweiz und Übertragungsmöglichkeiten nach Deutschland, Burgdorf, 2003, S. 79 ff.

Als Steuerungsdaten erhalten die Grundversorger von den Versicherern Statistiken zu den eigenen und veranlassten Kosten und Leistungen. Die Intensität der Zusammenarbeit in den Netzen ist eher gering.[20]

3.2.2.2 Größe und Versichertenstruktur

Die Hausarztnetze haben Ende 1999 mit ca. 380.000 Versicherten (5,4% der Bevölkerung) die größte Verbreiterung. Durchschnittlich haben die Netze 1999 5.300 Versicherte, ¼ hat weniger als 1.000 und ¼ mehr als 7.000 Versicherte. I

Bei Durchschnittlich 52 Ärzten pro Netz arbeiten in 1/3 der Netze weniger als 20 Ärzte zusammen, es gibt aber auch Netze mit mehr als 100 Ärzten.

Im Durchschnitt kommen 50 Versicherte auf einen Arzt.

Bei den Ärzten in Hausarztmodellen handelt es sich zu 90% um Allgemeinmediziner oder allgemeine Internisten.

Im Vergleich zur traditionellen Versicherung weisen die Hausarztmodell einen höheren Anteil von über 60jährigen beiderlei Geschlechts, sowie einen deutlich höheren Frauenanteil auf.[21]

3.2.2.3 Kosten, Qualität und Patientenzufriedenheit

Die Kostenersparnis der Hausarztmodelle zu den traditionellen Versicherungen beträgt durchschnittlich 20%. Die Bewertung des Systems fällt allerdings unterschiedlich aus. So kam eine Krankenversicherung nach interner Analyse zu dem Schluss, dass aufgrund des Problems der Risikoselektion ein konkreter Nachweis über die Ursachen der Kostenersparnis nur schlecht erbracht werden kann. Aufgrund dieser Unsicherheit und der Befürchtung von

---

[20] Vgl. Steininger-Niedernleitner, M., Sohn, S., Schöffski, O., Managed Care in der Schweiz und Übertragungsmöglichkeiten nach Deutschland, Burgdorf, 2003, S. 70 f.
[21] Vgl. Ebd., S. 70 ff.

Mindereinnahmen durch Prämienreduktion kündigte sie daher die Verträge mit Leistungserbringern und Versicherten und die Prämienrabatte wurden nicht mehr gewährt.

Ein anderes Hausarztnetz kam ebenfalls aufgrund einer internen Analyse auf risikobereinigte Kostenunterschiede von 11,6% und 19,6%.[22]

In den Hausarztnetzen basiert ausschließlich auf dem Gatekeeping und hat damit nur einen geringen Integrations- und Steuerungsgrad.[23] Personen, die in Hausarztnetzen versichert sind, sind mit ihrer Versorgung sehr zufrieden und würden trotz Prämiengleichheit in traditionellen Versicherungsmodellen in den Hausarztnetzen bleiben.[24]

4 Fazit

Trotz aller Bemühungen im Bereich Managed Care sind die Kosten im schweizerischen Gesundheitssystem nach wie vor sehr hoch und die Prämien weiter gestiegen. Derzeit haben sich etwa 8% der Versicherten in Managed-Care-Produkte eingeschrieben, was im Umkehrschluss bedeutet, dass immer noch 92% konventionell versichert sind. Dabei ist festzustellen, dass die HMOs überwiegend von jungen und gesunden Versicherten akquiriert wurden und die Hausarztnetze maximal mit durchschnittlich morbiden Mitgliedern besetzt sind. Tatsächliche Einsparpotentiale durch Managed Care sind aber vor allem bei den teuren Versicherten, wie den chronisch Kranken zu erwarten. Vor diesem Hintergrund und der in der Bevölkerung verbreiteten Titulierung der alternativen Versicherungsmodelle als „billige Sparmedizin" ist es fraglich, ob die schwerpunktmäßige Bewerbung des Kostenvorteils der Managed-Care-Produkte der richtige Weg war.

---

[22] Vgl. Steininger-Niedernleitner, M., Sohn, S., Schöffski, O., Managed Care in der Schweiz und Übertragungsmöglichkeiten nach Deutschland, Burgdorf, 2003, S. 80-81.
[23] Vgl. Ebd., S. 70f.
[24] Vgl. Ebd., S. 95.

Die Durchdringung von Managed Care in der Schweiz ist insgesamt noch zu gering und die Modelle zu neu, um Rückschlüsse bezüglich der Auswirkungen auf die Systemgesamtkosten nehmen zu können.

Zusammenfassend kann festgestellt werden, dass das schweizerische Gesundheitssystem erste Schritte hinsichtlich einer Integration von Medizin und Ökonomie erfolgreich absolviert hat.

5 Literaturverzeichnis

Arnold, M., Lauterbach, K. W., Preuß, K.-J. (Hrsg.), Managed Care: Ursachen, Prinzipien, Formen und Effekte, Stuttgart/New York, 1997.

Bauer, R., Braun, U., Beiträge zur sozialen Sicherheit, Nr. 15, Bern, Bundesamt für Sozialversicherung, 2000.

Seitz, R., König, H.-H., Stillfried, D. Graf von, Grundlagen von Managed Care in Arnold, M., Lauterbach, K. W., Preuß, K.-J. (Hrsg.), Managed Care: Ursachen, Prinzipien, Formen und Effekte, Stuttgart/New York, 1997.

Steininger-Niedernleitner, M., Sohn, S., Schöffski, O., Managed Care in der Schweiz und Übertragungsmöglichkeiten nach Deutschland, Burgdorf, 2003.

OECD Health Data 2005,
(http://www.oecd.org/dataoecd/60/28/35529791.xls).